Fershina J.J
Jaish Lal
Mithra Swornappan

# ESTUDOS EM ANIMAIS E SUA APLICAÇÃO EM MEDICINA DENTÁRIA

Fershina J.J
Jaish Lal
Mithra Swornappan

# ESTUDOS EM ANIMAIS E SUA APLICAÇÃO EM MEDICINA DENTÁRIA

ScienciaScripts

**Imprint**



Cover image: www.ingimage.com

This book is a translation from the original published under ISBN 978-620-7-48674-8.

Publisher:
Sciencia Scripts
is a trademark of
Dodo Books Indian Ocean Ltd. and OmniScriptum S.R.L publishing group

120 High Road, East Finchley, London, N2 9ED, United Kingdom
Str. Armeneasca 28/1, office 1, Chisinau MD-2012, Republic of Moldova, Europe
Printed at: see last page
**ISBN: 978-620-7-68889-0**

# ÍNDICE

## LISTA DE ABREVIATURAS

| | |
|---|---|
| BCE | Antes da era comum |
| C | Circa (aproximadamente ) |
| CE | Era comum |
| AD | Anno domini (no ano do senhor) |
| I | Incisivo |
| C | Caninos |
| PM | Pré-molar |
| M | Molar |
| CFA | Adjuvante completo de Freund |
| ADD | Deslocação anterior do disco |
| IL | Interleucina |
| TNF | Fator de necrose tumoral |
| OA DA ATM | Osteoartrite da articulação temporomandibular |
| S. MUTANS | Streptococcus mutans |
| GTF | Fator de tolerância à glicose |
| GALT | Tecido linfoide associado ao intestino |
| CPCSEA | O Comité para efeitos de controlo e supervisão das experiências com animais |
| CAT-GLU | Domínios catalíticos e de ligação ao glucano da glucosiltransferase |

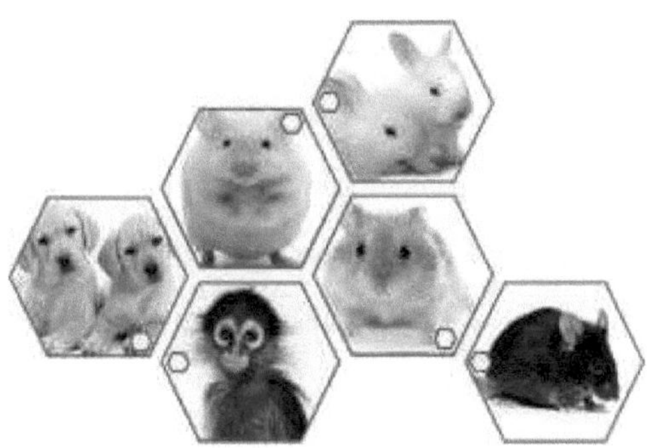

## INTRODUÇÃO

A utilização de animais para investigação como modelos de anatomia e fisiologia humanas teve início na Grécia antiga[1] . Universalmente, estamos a desfrutar de uma qualidade de vida superior devido aos avanços e ao desenvolvimento de novos medicamentos e tratamentos médicos através da investigação em animais[2] .

O elemento mais importante na investigação em animais é a identificação e seleção de modelos animais adequados[3] . Ao utilizar vários modelos animais, é possível investigar a fisiopatologia da doença e a anatomia humana[4] .

Galeno et al, em 129-200 d.C., demonstraram a presença de sangue nas artérias utilizando modelos animais. Desde então, os modelos animais têm sido constantemente utilizados na investigação biomédica.

Atualmente, os animais estão a ser especialmente criados nos laboratórios para o mesmo fim. Os dados relativos aos animais podem fornecer-nos modelos de tendências biológicas antes de passarmos à aplicação humana[5] . Ainda assim, a maior parte da investigação que envolve animais é feita em vertebrados como gatos, ratos, sapos, porcos, cães, coelhos e primatas.

Embora os animais e os seres humanos sejam díspares, partilham as mesmas características sistémicas, fisiológicas e metabólicas. Por conseguinte, são efectuadas investigações em animais para obter informações que não podem ser obtidas por outros meios ou para realizar ensaios clínicos com medicamentos e outras modalidades de tratamento para testar a segurança e a eficácia antes de os utilizar em seres humanos[6] .

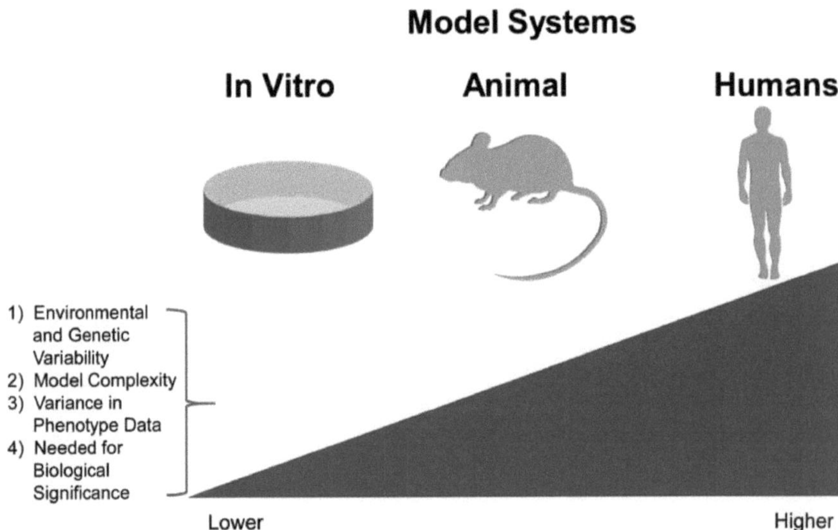


FIGURA 1: SISTEMAS MODELOS

**PRINCÍPIOS DO ESTUDO DOS ANIMAIS:**

Os princípios dos "3 Rs" (substituir, reduzir e refinar) propõem o cuidado necessário para efetuar investigação com animais. São internacionalmente aceites como princípios para a utilização de animais humanos em investigação e ensaios[7] . Os princípios são os seguintes:

1) Os animais devem ser substituídos por métodos alternativos.

2) O número de animais utilizados deve ser condensado de forma a aumentar a qualidade metodológica e potenciar a análise estatística dos dados.

3) O aperfeiçoamento da técnica utilizada deverá reduzir a dor e o desconforto dos animais durante as experiências[8] .

Os modelos animais são particularmente importantes na doença periodontal, uma vez que fornecem uma base científica para a compreensão dos processos patológicos[6] . A periodontite está associada a algumas doenças sistémicas, incluindo a artrite reumatoide, problemas cardiovasculares e resultados adversos na gravidez[7] . Devido à reprodutibilidade e acessibilidade cirúrgica, os modelos animais de grande porte são utilizados na medicina regenerativa[8] .

Os modelos animais têm fornecido informações inestimáveis na procura de conhecimentos médicos e na atenuação do sofrimento humano[4] .

## PRIMEIROS MARCOS NA MODELAÇÃO ANIMAL [1]

| ANO | INVESTIGADOR | MILESTONE |
|---|---|---|
| **6 a.C.** | Alcmaeon de Croton | Determinou que o cérebro é a sede da inteligência e da integração sensorial com base em estudos efectuados com cães |
| **4 c. BCE** | Aristóteles | Estudo da embriogénese e da ontogénese em pintos |
| **3 c. BCE** | Erasístrato | Estudou o sistema cardiovascular em animais vivos e deduziu que o coração funciona como uma bomba |
| **2 c. CE** | Galeno de Pérgamo | Estudou extensivamente a neuroanatomia e o sistema cardiovascular utilizando animais vivos |
| **12 c** | Avenzoar | Praticar técnicas cirúrgicas em animais antes de as aplicar em seres humanos, por exemplo, traqueotomia |
| **17 c.** | William Harvey | Estudou a anatomia de várias espécies de animais vivos e forneceu descrições precisas e pormenorizadas da função do sistema cardiovascular e de outros sistemas |
| **1902** | Castelo de William | Começa a criar ratos para estudos genéticos |
| **1909** | Clarence Little | Começa a cruzar ratos consanguíneos para eliminar a variação |
| **1902** | Frederick Banting | Insulina canina isolada e cães diabéticos tratados eficazmente |

| 1930 | Little e MacDowell | Obtenção do primeiro rato totalmente consanguíneo (20 acasalamentos irmão × irmã) |
|---|---|---|
| 1940 | John cade | Estudou a utilização de sais de lítio como anticonvulsivo em cobaias e transpôs as suas descobertas para o tratamento da depressão |
| 1976 | Rudolf Jaenisch et al. | Desenvolvimento do primeiro rato transgénico |
| 1980 | vários | Testes exaustivos de segurança dos medicamentos e regimes de dosagem para o VIH realizados em macacos rhesus |
| 1987 | Capecchi, Evans e Smithies | Desenvolvimento do primeiro ratinho knockout |
| 1997 | Wilmut e Campbell | Primeiro animal clonado a partir de uma célula somática adulta, a ovelha Dolly |
| 2002 | Vários | Sequência do genoma do rato |
| 2004 | Vários | O genoma do rato foi sequenciado |
| 2009 | Aron Geurts et al. | Desenvolveu o primeiro rato knockout |

## CONCEITO DE ESTUDOS EM ANIMAIS

Etimologicamente, a palavra "animal" deriva da palavra latina que significa alma/espírito, descrevendo assim os organismos vivos que são animados [2]

O Comité Nacional dos Estados Unidos sobre Modelos Animais para a Investigação sobre o Envelhecimento definiu "Modelo animal de laboratório como um animal em que a biologia ou o comportamento normativos podem ser estudados, ou em que um processo patológico induzido ou não induzido pode ser inspeccionado, e em que o fenómeno, em um ou mais aspectos, tem uma semelhança com o mesmo fenómeno em seres humanos ou outras espécies de animais[10].

Na Grécia antiga, os médicos dissecavam animais para estudos anatómicos, devido aos tabus relativos à dissecação de seres humanos. Os médicos dessa época, como Alcmaeon de Croton, Diocles, Praxágoras, Aristóteles, Herófilo e Erasístrato, efectuavam "vivissecções", ou seja, cirurgias exploratórias de animais vivos[11].

O anatomista flamengo Vesalius (1514-1564), médico e cirurgião, afirmou que muitas estruturas anatómicas predominantes nos seres humanos estão ausentes noutros animais.

Durante o final do século XVI e início do século XVII, William Harvey (1578-1657) estudou interminavelmente e relacionou as propriedades anatómicas e funcionais do coração e da vasculatura em várias espécies como enguias, pintos, peixes e pombos.

O fisiologista francês Claude Bernard publicou em 1865 uma introdução ao estudo da medicina experimental que orientou os médicos na investigação experimental.

Robert Koch, da Alemanha, e Louis Pasteur, de França, introduziram os conceitos de "teoria germinal da doença" e de especificidade na medicina, respetivamente. Sete dos últimos 10 prémios Nobel da medicina dependeram, pelo menos em parte, da investigação em animais desde 1901[12]

## ANIMAIS UTILIZADOS NA INVESTIGAÇÃO:

Os roedores e os ratinhos são os modelos animais mais utilizados. Representam mais de 90% dos animais utilizados na investigação biomédica. No entanto, certas experiências necessitam de modelos de níveis taxonómicos mais elevados. Nesses casos, serão utilizados modelos de mamíferos superiores, como cães, gatos, coelhos ou primatas não humanos. Mas todos estes animais representam menos de 10% dos animais utilizados na investigação. [13]

Mais uma vez, os animais podem ser classificados com base no tamanho dos animais em: modelos animais pequenos e modelos animais grandes. [14]

## ANIMAIS PARA INVESTIGAÇÃO:

## ANIMAIS DE PEQUENA CATEGORIA:

Os animais de categoria pequena requerem a aprovação do comité de ética local

Exemplos: Ratos, ratazanas, porquinhos-da-índia, coelhos

## ANIMAIS DE GRANDE CATEGORIA:

Os animais de grande porte requerem a aprovação do comité ético central

Exemplos: Cães, cabras, primatas não humanos

## CLASSIFICAÇÃO DOS MODELOS ANIMAIS:

De acordo com Davidson et al, 1987, os modelos animais são classificados em quatro categorias: Modelo experimental, Modelo negativo, Modelo espontâneo, Modelo órfão [15]

**MODELO EXPERIMENTAL**:

Os modelos experimentais são os mais comuns. Estes modelos referem-se a modelos de doença que se assemelham a condições humanas no fenótipo ou na resposta ao tratamento, mas que são induzidos artificialmente em laboratório.

**MODELO NEGATIVO**:

Os modelos negativos referem-se essencialmente a animais de controlo, que são úteis para validar um resultado experimental.

**MODELO ESPONTÂNEO:**

Os modelos espontâneos referem-se a doenças que são análogas às condições humanas e que ocorrem naturalmente no animal que está a ser estudado. Estes modelos são raros, mas informativos.

**MODELO ÓRFÃO:**

Os modelos órfãos referem-se a doenças para as quais não existe um análogo humano e que ocorrem exclusivamente nas espécies estudadas.

**FACETAS DA INVESTIGAÇÃO BIOMÉDICA E DA UTILIZAÇÃO DE ANIMAIS**:

Qualquer investigação biomédica pode envolver qualquer uma das três facetas: [16]

1. Aquisição de novos conhecimentos
2. Utilização de animais em exercícios didácticos
3. Ensaio de compostos, produtos químicos ou dispositivos quanto à sua segurança e eficácia.

Em todas as três vertentes, a investigação em animais contribui com a maior parte.

Há sete áreas da medicina e da biologia em que são efectuadas grandes experiências com animais.

1. Investigação biológica e médica fundamental
2. Desenvolvimento de novos tratamentos para doenças
3. Preparações de produtos naturais utilizados na investigação e tratamento médicos
4. Ensaios de segurança de produtos químicos e medicamentos
5. Estudo das doenças genéticas
6. Desenvolvimento de novos testes de diagnóstico de doenças
7. Em biologia e educação médica.

**MODELOS ANIMAIS UTILIZADOS EM MEDICINA DENTÁRIA:**

**PRIMATAS NÃO HUMANOS:**

Exceptuando o tamanho reduzido dos dentes, os primatas não humanos têm as mesmas fórmulas dentárias decíduas e permanentes[17] . Os modelos de primatas não humanos mais comummente utilizados são:

1. Macaco uivador (Alloutacaraya),
2. Macaco-esquilo (Saimirisciureus),
3. Saguim-da-índia (Callithrixjacchus),
4. Saguim-de-cabeça-algodão (Saguinus Oedipus),
5. Cercopithecidae Babuíno (Papioanubis),
6. Macaco Rhesus (Macacamulatta),
7. Macaco cinomolgo (Macacafascicularis),

8. Macaco-de-cheiro (Macacaactoides),
9. Macaco-de-cauda-de-porco (Macacanemestrina),
10. Hominidae Chimpanzé (Pantroglodytes)
11. Gorila de montanha (Gorilla gorillaberingei)[18] .

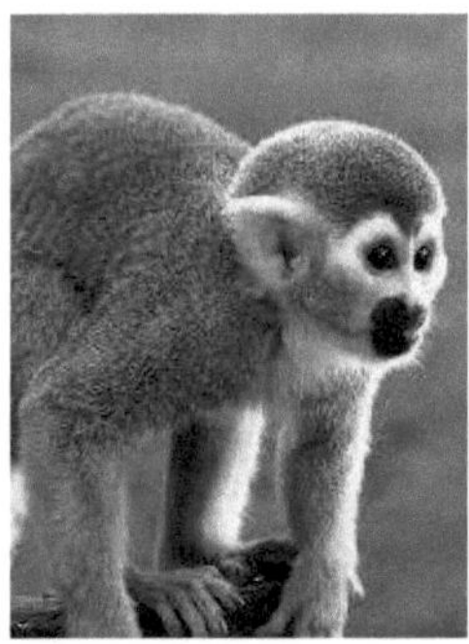

FIGURA 2: MACACO ESQUILO

Os primatas não humanos maiores são preferidos aos primatas não humanos mais pequenos, como o macaco esquilo, devido às diferentes propriedades inflamatórias.

**HAMSTERS:**

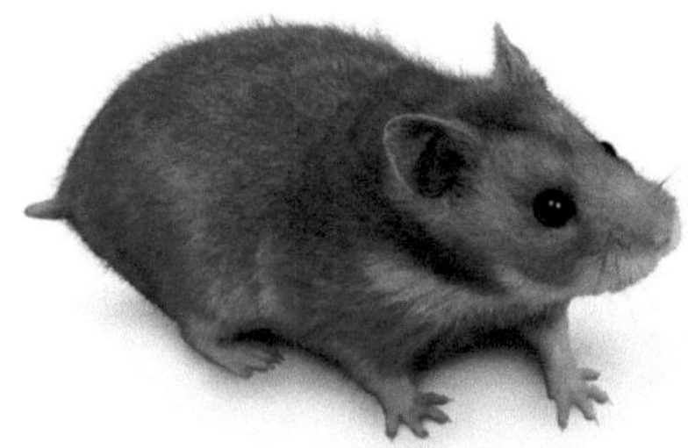

FIGURA 3: HAMSTER

Muito próximos dos ratos, os hamsters são utilizados para o estudo periodontal e cariogénico das características das doenças. São também modelos para estudar a transmissibilidade da doença[19] . Os hamsters têm sido utilizados principalmente para a investigação da cárie devido à capacidade dos microrganismos cariogénicos para formar uma quantidade abundante de placa bacteriana e desenvolver rapidamente lesões cariosas. A caraterística única da utilização de hamsters na investigação dentária é que tanto a cárie como a doença periodontal podem ser avaliadas in vivo ao mesmo tempo.

A fórmula para a dentição permanente dos hamsters é I 1/1, C 0/0, Pm 0/0, M 3/3 . Nos hamsters, a doença periodontal tem de ser obtida experimentalmente e não ocorre espontaneamente[20] . A doença periodontal espontânea foi obtida utilizando uma dieta adequada que incluía concentrações elevadas de hidratos de carbono, em particular sacarose.

Na doença periodontal, o mecanismo de reabsorção do osso alveolar em hamsters parece ser bastante semelhante ao detectado em ratos infectados com bactérias Gram-positivas[21] .

**CÃES:**

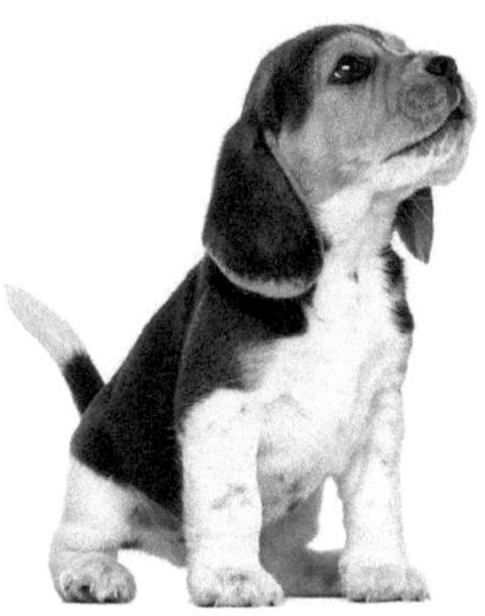

FIGURA 4:CÃO (BEAGLE)

O periodonto dos cães é o mais próximo dos humanos. As doenças periodontais nos cães imitam de perto a doença nos humanos. Tal como nos humanos, a recessão gengival é uma caraterística marcante nos cães com periodontite[22]. Na doença, ao contrário dos humanos, há um aumento de espécies de Prevotella catalase positivas[23]. Assim, os modelos caninos, particularmente os beagles, são utilizados na investigação dentária para ensaios clínicos cirúrgicos em Periodontologia. A desvantagem do cão Beagle é que, ao comparar a microbiota com a dos humanos, existe uma diferença caraterística entre humanos e cães. A microbiota subgengival em cães beagle é composta principalmente por uma elevada percentagem de bactérias gram-negativas.

**FERRETES**:

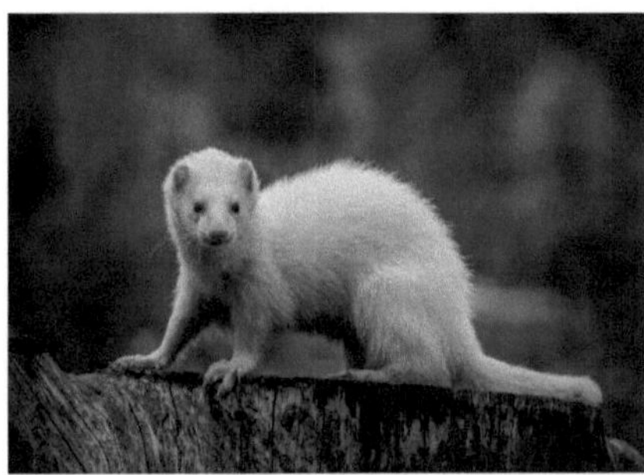

FIGURA 5:FURÕES

O furão doméstico, cientificamente conhecido como Mustelaputoriusfuro, é derivado da doninha selvagem. King et al., na década de 1940, descreveram pela primeira vez a sua utilização como modelo experimental animal em periodontia e afirmaram também que a incidência de doença periodontal nos furões era semelhante à dos seres humanos. Os furões têm uma dentição primária e uma dentição permanente, ou seja, são dípteros e a fórmula dentária da dentição permanente é I 2/2, C 1/1, Pm 4/4, M 2/2 .

O furão doméstico é um modelo adequado para o estudo do cálculo devido à sua semelhança com o cálculo humano. À medida que a doença progredia, a gengiva revelava sinais de inflamação e o cálculo aumentava tanto em quantidade como em extensão. A reabsorção óssea alveolar foi grave, chegando a atingir 50% no caso dos furões domésticos. A desvantagem dos furões é o facto de a formação de cálculos não depender da dieta, como acontece com o rato e o hamster[24] .

**RODENTES:**

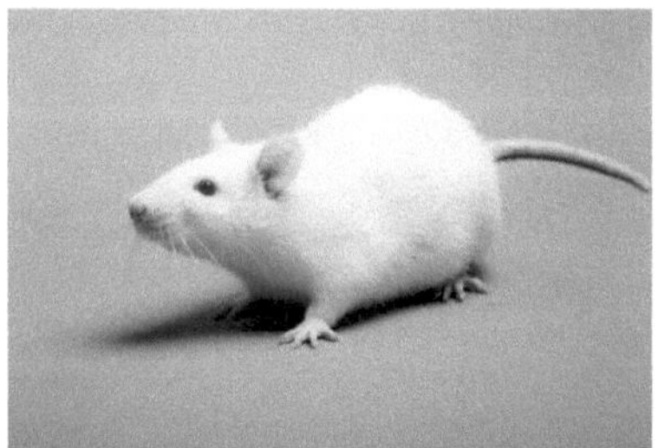

FIGURA 6: RODANTE

Os roedores pertencem ao mesmo grupo, como os ratos e as ratazanas. Devido à vantagem do seu tamanho mais pequeno, são amplamente utilizados na investigação. Outras vantagens da utilização de roedores na investigação dentária são o baixo custo, a idade e o historial genético conhecidos, a microflora controlável e a facilidade de manuseamento

Recentemente, a utilização de ratos gnotobióticos ou isentos de germes tem sido bem sucedida na compreensão da patogénese de várias doenças orais. Os ratos gnotobióticos da estirpe Spraque-Dawley foram utilizados para demonstrar a capacidade de várias bactérias filamentosas formarem placa bacteriana e induzirem a doença periodontal na ausência de outras bactérias. A desvantagem dos roedores é que a maioria destes modelos se restringe à investigação microbiológica oral, uma vez que existe a possibilidade de existirem algumas diferenças fundamentais nas respostas do hospedeiro e divergências na reação dos tecidos a desafios específicos entre roedores e seres humanos [25]

## CRITÉRIOS PARA A SELECÇÃO DE MODELOS ANIMAIS ADEQUADOS

Os modelos animais seleccionados para a investigação baseiam-se em vários factores, tais como:

1. O tipo de estudo,
2. Condições específicas do animal que possam complicar o estudo,
3. Conhecimento existente sobre a condição ou conhecimento sobre a resposta única do animal às condições de estudo.
4. Devem também ser considerados os condicionalismos laboratoriais, como o alojamento de animais de grande porte ou não padronizados.

A seleção ou rejeição do modelo animal deve basear-se nos seguintes critérios Adequação como análogo,

1. Transferibilidade da informação,
2. Uniformidade genética dos organismos,
3. Conhecimento prévio das propriedades biológicas,
4. Custo e disponibilidade,
5. Generalização dos resultados,
6. Facilidade e adaptabilidade à manipulação experimental,
7. Consequências ecológicas e implicações éticas[15] .

| CRITÉRIOS DE SELECÇÃO E REJEIÇÃO DO MODELO ANIMAL[15] |
| --- |
| Adequação como análogo |
| Transferibilidade da informação |
| Uniformidade genética dos organismos |
| Conhecimento prévio das propriedades biológicas |
| Custo e disponibilidade |
| Generalização dos resultados |
| Facilidade e adaptabilidade à manipulação experimental |
| Consequências ecológicas e implicações éticas |

## MODELOS ANIMAIS UTILIZADOS EM PERIODONTOLOGIA

### PRIMATAS NÃO HUMANOS:

São numerosas as espécies de primatas não humanos utilizadas como modelos animais:

Saguim-de-cabeça-algodão (Saguinus Oedipus), Macaco uivador (Alloutacaraya), Saguim-orelha-de-algodão (Callithrix jacchus), Cercopithecidae Babuíno (Papio anubis), Macaco Rhesus (Macaca mulatta), Macaco esquilo (Saimiri sciureus), Macaco cinomolgos (Macacafascicularis), Hominídeos Chimpanzé (Pan troglodytes) Gorila de montanha (Gorilla gorilla beringei), Macaco de cauda comprida (Macacaactoides) e Macaco de cauda de porco (Macacanemestrina)[26] .

As estruturas orais e os dentes dos primatas não humanos são semelhantes aos dos seres humanos e têm agentes patogénicos microbianos orais de ocorrência natural, placa dentária, cálculo e doença periodontal. É evidente que os macacos rhesus (Macaca mulatta), os macacos cynomolgus (Macaca fascicularis) e os babuínos (Papio Anubis) são vulneráveis à doença periodontal que ocorre normalmente.

A fórmula dentária dos macacos, chimpanzés e babuínos é a mesma que a dos humanos, ou seja, I 2/2, C 1/1, Pm 2/2 e M 3/3. O tamanho dos seus dentes é mais pequeno, mas a anatomia e as raízes são semelhantes às dos humanos[27] .

### CÃES:

Os cães são modelos felizes para a aprendizagem da gengivite e da periodontite que ocorrem habitualmente. O Beagle é utilizado mais regularmente devido à sua natureza extremamente cooperante e ao seu tamanho[28] . O tamanho dos dentes e dos tecidos periodontais é semelhante ao dos humanos. A placa subgengival dos cães é predominantemente constituída por cocos e bastonetes gram-negativos anaeróbios, como o F. nucleatum e o P. gingivalis, semelhantes às bactérias humanas[29]. As doenças gengivais e periodontais em cães foram objeto de numerosas investigações. As estruturas gerais do periodonto e os tamanhos dos dentes são notavelmente idênticos aos observados em humanos. As variações significativas entre humanos e cães incluem a ausência de fluido crevicular e sulco gengival, bem como uma composição distinta de placa periodontal e cálculo. Todos os cães têm dentição mista. Todos os cães domésticos estão predispostos à doença periodontal na idade adulta, mas podem ser mantidos saudáveis com um controlo adequado da placa bacteriana. As recessões gengivais são observadas em cães com periodontite avançada. Os cocos Gram-positivos formam a maioria da placa supragengival. A alimentação com alimentos suaves e finamente picados que promovem a formação de placa supragengival e cálculo pode acelerar a progressão da gengivite em cães. Em cães saudáveis, o sulco gengival está quase sempre ausente. A gengivite, que já se desenvolveu, causa inflamação das gengivas nos cães. Os locais de furca dos dentes pré-molares e molares podem ser afectados por deficiência óssea. A periodontite afecta as colónias bacterianas em modelos de cães e é mais grave do que nos cães domésticos. Os espaços interproximais degradam-se mais frequentemente do que as regiões bifurcadas. Os pré-molares parecem ser os dentes mais frequentemente perdidos. O âmbito e os locais das doenças periodontais não são consistentes com os das doenças periodontais naturais, o que pode ser considerado uma desvantagem do modelo canino. Embora os cães sejam utilizados como modelos animais numa variedade de procedimentos, tais como a cirurgia mucogengival, a regeneração óssea guiada e mesmo a cirurgia de implantes, os cães parecem ser o modelo animal mais utilizado para a investigação periodontal devido às suas anomalias reprodutíveis e de tamanho crítico

Um modelo cirúrgico foi proposto por Wikesjo em 1994, um defeito supra-alveolar de tamanho crítico medindo 6 mm foi criado ao nível dos pré-molares mandibulares para avaliar os factores biológicos e ambientais que influenciam a cicatrização ou regeneração de feridas periodontais.

Foram encontradas mais de cem publicações sobre investigação periodontal envolvendo cães para cicatrização de defeitos com vários biomateriais, membranas ou derivados da matriz do esmalte[30] .

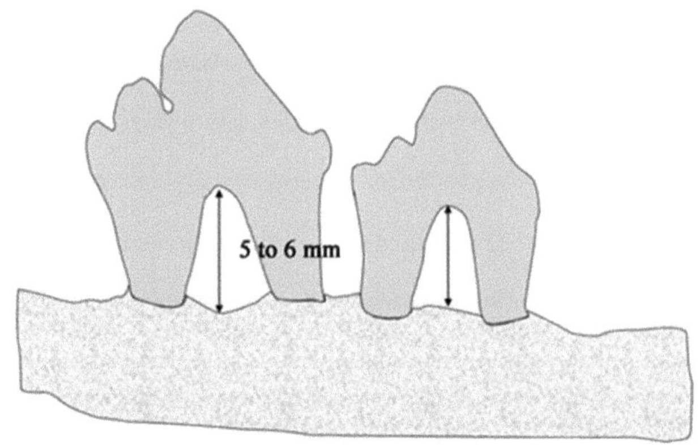


FIGURA 7: DEFEITOS PERIODONTAIS SUPRAALVEOLARES DE TAMANHO CRÍTICO EM PRÉ-MOLARES MANDIBULARES DE CÃES, CONFORME DESCRITO POR WIKESJO ET AL. 1994[30] .

**VARIAÇÕES:**

As principais diferenças entre cães e humanos são a presença de contactos abertos entre os dentes, a falta de movimentos laterais e a ausência de contactos oclusais para todos os pré-molares. Todos os cães são difiodontes com dentição decídua e permanente e I 3/3, C1/1, Pm 4/4, M 2/3 é a fórmula para a dentição permanente .[31]

**FERRETES:**

O furão doméstico, cientificamente conhecido como Mustelaputoriusfuro, deriva da doninha selvagem. Um dos primeiros modelos de furão envolveu o estudo da gripe humana, uma doença à qual os furões são altamente susceptíveis.

## OUTROS ESTUDOS:

Até à data, este modelo continua a ser uma utilização importante do furão e inclui trabalhos sobre a patogénese, o tratamento, o desenvolvimento de vacinas e a investigação da síndrome de Reye. O furão é também utilizado para estudar a infeção pelo vírus H5N1 aviário altamente patogénico[32]. Os furões são utilizados para estudar a patogénese e o tratamento de uma série de doenças humanas importantes, incluindo a gripe, a SRA, a úlcera péptica e a fibrose quística. A infeção por gripe no furão assemelha-se muito à do ser humano no que diz respeito aos sinais clínicos, à patogénese e à imunidade[33]

## APLICAÇÕES:

King et al., na década de 1940, descreveram pela primeira vez a sua utilização como modelo experimental animal em periodontia e afirmaram também que a incidência de doença periodontal em furões era semelhante à dos humanos[21] . À medida que a doença progredia, a gengiva revelava sinais de inflamação e o cálculo aumentava tanto em quantidade como em extensão. Nos furões, a perda óssea alveolar foi substancial e pode atingir 50%[24] .

## RATOS:

O rato é um roedor amplamente estudado para conhecer a patogénese das doenças periodontais e a sua dentição é I 1/1, C 0/0, Pm 0/0, M 3/3 . O incisivo nos ratos não tem raiz e a estrutura da área gengival é comparável à dos humanos[34] .

Existem algumas diferenças como a relação entre o epitélio gengival e o epitélio juncional com contacto desmossómico entre as células mais superficiais do epitélio gengival, células não queratinizadas do epitélio juncional e queratinização do epitélio crevicular em ratos[35] .

Em termos de causa da doença periodontal, o rato parece ser o animal mais estudado. A estirpe Wistar ou Spraque Dawley é a mais utilizada. O rato foi escolhido por se assemelhar ao ser humano. A gengiva dentária do rato tem numerosas semelhanças com a gengiva dentária humana em termos de estrutura, como o facto de ter um sulco gengival fino e o epitélio juncional ligado à superfície do dente. Existem algumas variações, tais como:

-A queratinização do epitélio crevicular em ratos.

-Relação entre o epitélio gengival e o epitélio juncional com contacto desmossómico entre as células mais superficiais do epitélio gengival e as células não queratinizadas do epitélio juncional. Embora haja uma variação na estrutura, o epitélio juncional parece ser uma via para substâncias estranhas, endotoxinas bacterianas e exsudações de células inflamatórias, semelhante ao que ocorre nos seres humanos.

**VARIAÇÃO:**

Os tecidos dentários dos ratos sofrem alterações à medida que envelhecem, incluindo a erupção contínua dos dentes e a aposição óssea irreversível no que respeita à superfície oclusal global do molar, bem como ao cemento. Todas estas variações físicas e relacionadas com a idade influenciam a análise da doença periodontal. Os ratos foram utilizados como monocontaminação para várias espécies de bactérias gram-positivas isoladas da cavidade oral de humanos, o que levou à doença periodontal em 84 dias. A abordagem frutuosa para estudar a doença oral em ratos é a aplicação do rato gnotobiótico ou sem germes. Os ratos isentos de germes da estirpe Spraque-Dawley estão a ser utilizados para validar a capacidade de numerosas bactérias filamentosas para procederem ao tratamento da placa bacteriana e provocarem a doença periodontal sem a presença de outras bactérias[36] . Em comparação com os seres humanos, a ocorrência de doenças periodontais é menos comum nos ratos[37] . Existem provas claras que sugerem danos ósseos horizontais em ratos infectados com Aggregatibacter actinomycetemcomitans ou Porphyromonas gingivalis.

Foram desenvolvidos modelos animais experimentais numa série de espécies, utilizando uma variedade de métodos para induzir a hidrocefalia ou através de mutações genéticas em roedores[38] .

**HAMSTERS:**

Nos hamsters, a doença periodontal tem de ser obtida experimentalmente e não ocorre espontaneamente[39] . A fórmula para a dentição permanente é I 1/1, C 0/0, Pm 0/0, M 3/3. A doença periodontal espontânea foi obtida utilizando uma dieta adequada que incluía concentrações elevadas de hidratos de carbono, em particular sacarose[40] . A doença periodontal contagiosa devida a micróbios da placa bacteriana foi demonstrada utilizando hamsters. O hamster mais prevalente é o hamster sírio dourado. A estrutura do periodonto é histologicamente comparável à dos ratos, embora o septo interdentário seja mais fino nesta espécie devido ao seu pequeno tamanho. Para desenvolver a doença periodontal espontânea, os investigadores utilizaram uma dieta óptima rica em hidratos de carbono, principalmente sacarose. A placa bacteriana foi formada por bactérias produtoras de ácido fórmico misturadas com resíduos de alimentos nesta dieta, e afectou predominantemente as superfícies palatinas em vez das superfícies vestibulares. O processo inflamatório nos hamsters é bastante limitado e difere muito do dos humanos. As lesões periodontais e os processos de reabsorção óssea alveolar em ratos afectados por bactérias gram-positivas são muito semelhantes aos dos humanos. O mecanismo de reabsorção óssea alveolar em hamsters parece ser bastante semelhante aos detectados em ratos infectados com bactérias Gram-positivas.

## MINKS:

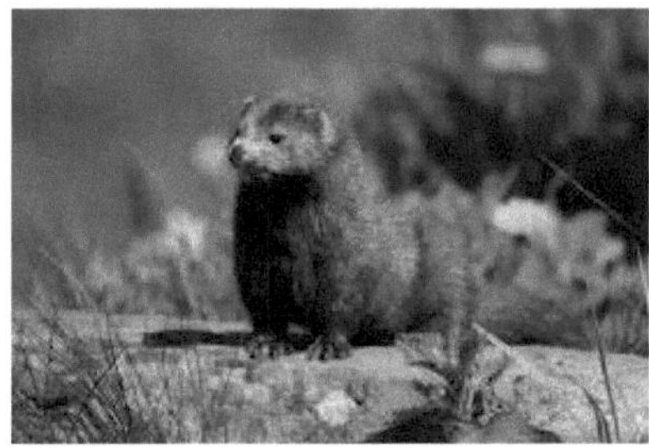

FIGURA 8: MINKS

Em 1963, Padgett et al. referiram que a incidência de uma anomalia panleucocítica do vison do tipo Aleutian parece ser morfologicamente indistinguível da do síndroma de Chediak-Higashi (CH-S) do homem[41] . A fórmula da dentição permanente do vison é I 3/3, C 1/1, Pm 3/3 e M1/2.Nas martas, os neutrófilos desempenham um papel vital na destruição periodontal devido à insuficiência da resposta quimiotáctica, à enorme libertação de proteases e enzimas lisossomais nos tecidos periodontais.

## PORCOS EM MINIATURA:

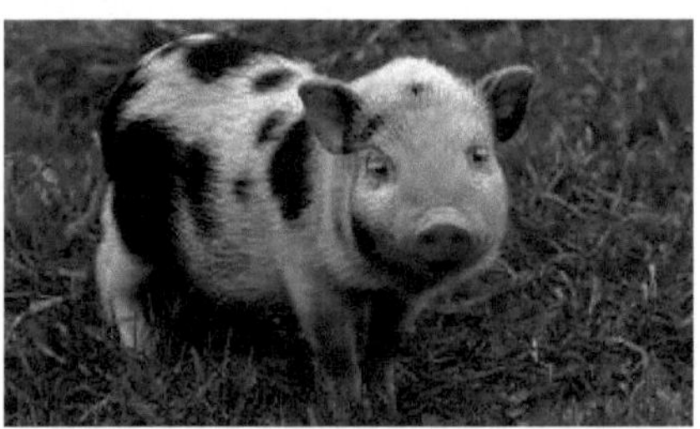

FIGURA 9: MINIATURA DE PORCO

Os porcos miniatura possuem estruturas orais comparáveis às dos seres humanos e a periodontite é estimulada em 4 a 8 semanas utilizando ligaduras e com inoculações bacterianas de *S. mutans, P. gingivalis* e *A. actinomycetemcomitans*[42] .

Os minipigs são modelos adequados para investigações periodontais e dentofaciais, mas são comparativamente caros, com problemas de criação e um pequeno número de estudos que apoiam a sua utilização.

**MICE:**

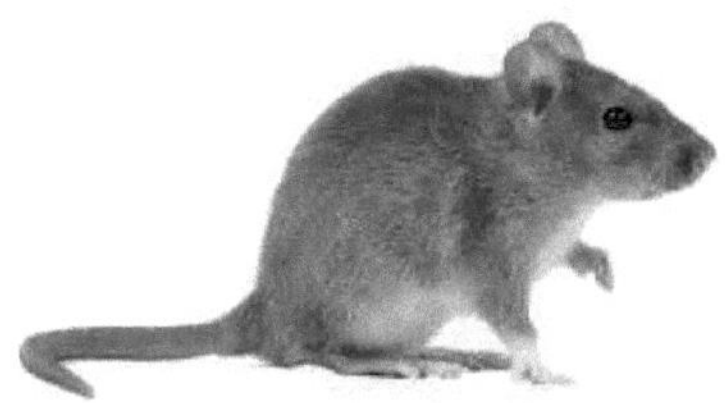

FIGURA 10: MICE

Os ratos desenvolvem normalmente periodontite aos 9 meses de idade, que aumenta em função da idade, à semelhança da periodontite humana. A fórmula dentária para a dentição permanente é I 1/1, C 0/0, Pm 0/0, M 3/3 .

Os ratos e outros pequenos roedores são, desde há muito, modelos animais importantes para a investigação fundamental e contribuíram grandemente para a nossa compreensão da patogénese das doenças humanas[43] .

**MODELO DE RATO BAKER:**

O modelo de periodontite do rato Baker é utilizado para medir a reabsorção óssea alveolar desencadeada por inóculos bacterianos orais como consequência do aparecimento clínico da periodontite em humanos[44] .

A perda óssea alveolar foi detectada após 10 semanas e especulou-se que a P. gingivalis iniciou a periodontite experimental, pelo menos em parte, adaptando o biofilme subgengival endógeno para obter uma virulência melhorada[45] .

## OUTROS ANIMAIS

### COELHO:

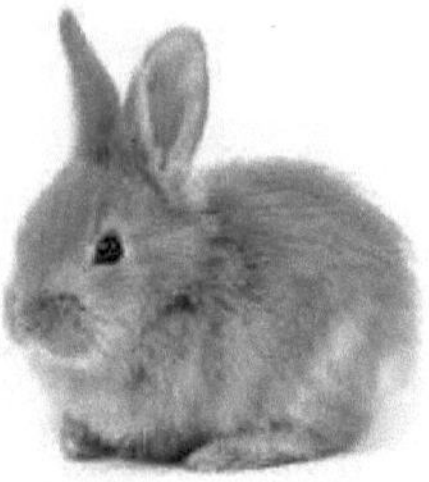

FIGURA 11: COELHO

Os coelhos são utilizados para a realização de defeitos periodontais induzidos cirurgicamente e para estudar a regeneração periodontal, mas são menos adequados para a regeneração do ligamento periodontal[46] .

Tyrrell KL et al., em 2002, afirmaram que as culturas de um conjunto de 12 coelhos produziram espécies bacterianas patogénicas que são consistentes com a flora da doença periodontal nos seres humanos [47]

### CAVALOS:

A causa mais comum e bem conhecida de perda de dentes em pequenos animais e humanos é a doença periodontal. As observações experimentais indicam que o mesmo é verdade no caso dos cavalos[48] .

As doenças orais mais comuns nos cavalos incluem a recessão gengival, a abrasão bucal e as bolsas periodontais[49] . No entanto, devido ao seu grande tamanho e às considerações de criação, os cavalos não são um modelo prático para estudos científicos básicos da periodontite.

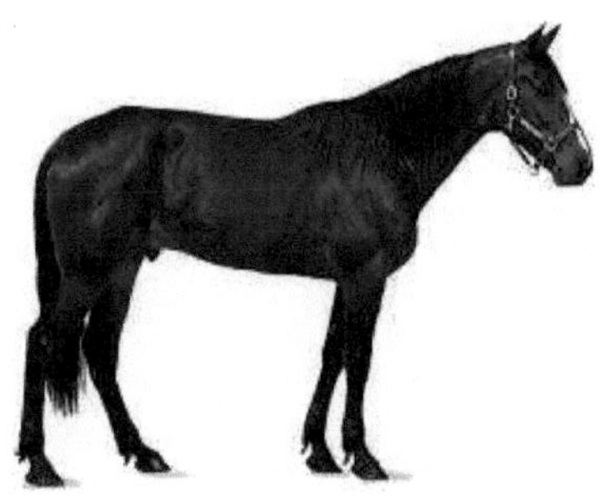

FIGURA 12: CAVALOS

A tabela resume os diferentes modelos animais utilizados na investigação periodontal[50] .

| Pertinência do modelo | Investigação baseada na Patogénese da Doença Periodontal | | |
|---|---|---|---|
| | Etiologia da doença | Cálculo | Imunologia e Micriobiologia |
| Primatas não humanos | Excelente | Médio | Excelente |
| Cão | Bom | Bom | Bom |
| Minipig | Baixa | Baixa | Baixa |
| Coelho | Baixa | Baixa | Baixa |
| Furão | Médio | Bom | Baixa |
| Rato | Baixa | Médio | Bom |
| Hamster | Baixa | Médio | Bom |

## MODELOS ANIMAIS NA INVESTIGAÇÃO DO CANCRO ORAL:

O carcinoma espinocelular da cabeça e do pescoço é o sexto cancro mais frequente a nível mundial. Foi responsável por 49 260 novas identificações de cancro e 11 480 mortes nos Estados Unidos no ano de 2010[51] .

São utilizados vários modelos animais, como o hamster, a ratazana e o rato, para a investigação do carcinoma espinocelular oral, e cada modelo tem as suas próprias vantagens e desvantagens[52] . Os novos tratamentos podem ser explorados tanto in vitro como in vivo, mas a desvantagem dos estudos in vitro é a diferença entre a cultura de células e os processos fisiológicos, o que dá origem a resultados enganadores.

O carcinoma espinocelular oral espontâneo (OSCC) raramente ocorre em animais domésticos e de laboratório, pelo que a indução artificial é necessária para a investigação do cancro oral [52].

Em experiências anteriores, os tumores foram induzidos por lesões mecânicas nos maxilares de ratinhos[53] .

Numerosos agentes, incluindo vírus oncogénicos, carcinogéneos físicos e químicos e alguns outros microrganismos, são capazes de iniciar danos genéticos, persuadindo a transformação maligna[54] .

## MODELO INDUZIDO POR CARCINOGÉNEO:

Os modelos animais têm sido limitados para induzir quimicamente carcinomas orais desde há muito tempo, possivelmente porque os constituintes químicos do tabaco e do álcool foram rapidamente reconhecidos como responsáveis pela maioria dos CCEO humanos. Muitas das tentativas iniciais de induzir tumores malignos foram largamente mal sucedidas porque a mucosa oral não é afetada pela ação dos produtos químicos quando comparada com a pele[55] . Esta alteração da suscetibilidade deve-se à presença de saliva na cavidade oral, que proporciona um efeito defensivo[56] .

Existem vários métodos de instigação do cancro oral em animais utilizando agentes carcinogénicos. O modelo inicial do DMBA proposto por Salley utiliza a administração do hidrocarboneto policíclico 9,10 dimeti-1,2 benzantraceno (DMBA), dissolvido em benzeno ou acetona e aplicado na bolsa da bochecha de hamsters[57] .

Durante as primeiras 2 semanas, houve uma fase inflamatória com necrose e descamação da parte distal da bolsa, seguida de cicatrização e contração[58] . Consequentemente, a mucosa passou por quatro fases histologicamente identificáveis, tais como hiperplasia, papiloma, carcinoma in situ e carcinoma de células escamosas (CCE)[58] .

O modelo mais descritivo para estudar o OSSC é a carcinogénese química induzida local ou sistemicamente pelo óxido de 4-nitroquinolina-1 (4NQO). O mecanismo de ação do 4NQO é através da geração de espécies reactivas de oxigénio (ROS) e de azoto (RNS), incluindo radicais superóxido, óxido nítrico e peróxido de hidrogénio, que causam stress oxidativo intracelular.

Dependendo da dose e da duração do tratamento, o 4NQO provoca um espetro de lesões displásicas e neoplásicas no epitélio oroesofágico, com alterações morfológicas e moleculares semelhantes às que ocorrem nas lesões pré-neoplásicas e neoplásicas do epitélio oral humano[59]

.

**MODELOS ORTOTÓPICOS:**

Os modelos de xenoenxertos ortotópicos de carcinoma espinocelular oral (OSCC) foram inicialmente definidos por Fitch et al. em que as células de SCC aspiradas de xenoenxertos ectópicos subcutâneos foram injectadas na língua de ratinhos nus[60] .

Os modelos murinos ortotópicos revelaram o crescimento frutuoso de tumores primários histologicamente comparáveis ao CEC oral da língua com metástases para o nódulo linfático cervical (LN) e, por conseguinte, eram ideais para o estudo in vivo das alterações genéticas responsáveis pelas metástases[61] .

**MODELOS TRANSGÉNICOS:**

Foram propostos modelos de ratinhos transgénicos de cancro oral que utilizam o promotor da queratina 5 (K5) ou da queratina 14 (K14) para sobre-expressar o oncogene K-ras no epitélio oral dos ratinhos[62] .

As mutações do gene Ras são frequentemente observadas no cancro humano. Foi detectada uma variação notável nas taxas de mutação do Ras, devido à exposição a diferentes carcinogéneos, no cancro oral humano, pelo que foram construídos dois modelos animais de cancro oral tendo como alvo o gene.

Foi também descrito um modelo de ratinho transgénico que provocou carcinoma de células escamosas exclusivamente na cavidade oral, utilizando o oncogene *K-rasG12D*. Neste modelo específico, os ratinhos portadores da construção do oncogene *K-rasG12D* sob o controlo do promotor K14 e da recombinase Cre induzida por tamoxifeno foram cruzados com ratinhos knockout condicionais p53. Os ratinhos resultantes desenvolveram carcinoma de células escamosas na cavidade oral em duas semanas de tratamento com tamoxifeno.

Redman et al. monitorizaram e inspeccionaram o crescimento de hiperplasia, neoplasia e outras anomalias em 10 ratinhos Smad4 ±[63] . Três animais desenvolveram CEC invadindo metade ou mais da mandíbula, enquanto num ratinho foi observada a invasão da maxila.

Um modelo transgénico recentemente descrito utilizou a ativação constitutiva da Akt juntamente com a regulação negativa da Trp53. Neste modelo apresentado por Moral et al., o promotor K14 foi utilizado para direcionar a expressão da Akt ativa para a cavidade oral. Os ratinhos desenvolveram lesões pré-neoplásicas que avançaram lentamente para o carcinoma de células escamosas[64] .

## MODELOS ANIMAIS NA INVESTIGAÇÃO DA FIBROSE SUBMUCOSA ORAL:

A fibrose submucosa oral (FSO) é uma doença pré-maligna associada à mastigação de noz de areca com e sem tabaco. A utilização da noz de areca com tabaco levou a um aumento acentuado da frequência da FSO na Indochina[65] .

Não existem dados experimentais in vivo suficientes que sugiram a capacidade do extrato de noz de areca para produzir fibrose da submucosa oral[66] . Não existe nenhum modelo animal reprodutível de FSO, o que limita a investigação para compreender a patogénese e o desenvolvimento de agentes terapêuticos para inverter a progressão desta doença[66] .

Os componentes utilizados para a indução de FSO em modelos animais incluem a capsaicina, a arecolina, a cal e os extractos aquosos de noz de areca, pan masala e gutka (noz de areca + tabaco)[67] . O tipo de modelo animal utilizado varia de região para região e baseia-se na acessibilidade e nas experiências anteriores do investigador, sendo os modelos mais regularmente utilizados os ratos Wistar, os ratos albinos e os ratos Sprague-Dawley.

Entre as várias teorias propostas para o desenvolvimento da FSO, os factores de crescimento e as citocinas presentes na inflamação crónica desempenham um papel importante na indução e no desenvolvimento da doença. Khrime et al. em 1991 relataram um aumento acentuado do conteúdo de colagénio submucoso em 88,2% dos ratos tratados com panmasala durante 6 meses[68] .

Maria S et al. em 2015 fizeram um estudo em ratos Sprague-Dawley (SD) como um modelo potencial na iniciação e progressão da OSF . A mucosa bucal de ratos SD foi injectada com soluções de noz de areca e pan masala em dias alternados durante um período de 48 semanas e o grupo de controlo foi tratado com solução salina. Em observação microscópica ligeira, foram observadas lesões semelhantes a fibrose submucosa oral em ambos os grupos tratados com noz de areca e pan masala e as alterações histológicas observadas incluíam: Epitélio atrófico, hialinização justa-epitelial, perda parcial ou completa das cristas de rete, inflamação e depósito de feixes densos de fibras de colagénio subepitelialmente, com uma semelhança com a dos seres humanos. Por conseguinte, servem de modelos económicos e eficazes para o início e o desenvolvimento da FSO[68] .

## VANTAGENS DAS EXPERIÊNCIAS COM ANIMAIS

Os modelos animais têm várias vantagens em comparação com quaisquer outros modelos vivos:

1. Manutenção a longo prazo de condições ambientais constantes para a investigação. É ideal para o estudo de defeitos genéticos.
2. Para caraterizar as interacções genético-ambientais, podem ser induzidas sequencialmente várias condições ambientais
3. A geração de pedigrees complexos que são mais poderosos para a análise genética é mais fácil com modelos animais
4. As hipóteses genéticas podem ser testadas prospectivamente através do acasalamento seletivo.
5. Podem ser efectuadas experiências invasivas e terminais essenciais.

## LIMITAÇÕES DAS EXPERIÊNCIAS COM ANIMAIS:

1. Nem todas as doenças humanas podem ser reproduzidas em animais.
2. Todas as conclusões derivadas de experiências com animais podem não ser estritamente aplicáveis aos seres humanos.
3. A extrapolação de resultados de experiências com animais para o homem é difícil.

## CONSIDERAÇÃO ÉTICA

Existe sempre uma maior preocupação com a utilização racional e humana dos animais na investigação. Esta questão pode ser resolvida através da prestação de serviços de acreditação aos laboratórios, mediante a constituição de um Conselho Nacional de Acreditação de Laboratórios de Ensaio e Calibração (NABL), que seja membro do Laboratório Internacional.

Toda a investigação médica deve ser cuidadosamente planeada, o que também inclui a investigação médica com animais. Os peritos que analisam a experiência proposta por um cientista que envolve animais têm em conta várias considerações antes de aprovarem cada estudo. O mais importante é que a investigação deve ser relevante para a saúde humana ou animal. Os estudos têm de proteger o bem-estar dos animais. Como parte deste grupo de investigação, os veterinários asseguram o tratamento humano dos animais e prestam apoio médico e cirúrgico durante os estudos de investigação. Os cuidados veterinários de emergência para os animais de investigação estão disponíveis 24 horas por dia. [16]

As orientações que se seguem foram propostas pelo National Advisory Committee for Laboratory Animal Research, 2004, para reduzir o impacto nos animais experimentais:[69]

A abordagem dos 3 R deve ser sempre considerada.

1. Substituição por métodos alternativos.

- Modelos matemáticos

- Simulação computorizada

2. Redução do número

- Deve ser utilizado o número mínimo necessário para validar os resultados

- As experiências com animais não devem ser repetidas ou duplicadas desnecessariamente.

3. Aperfeiçoamento dos projectos e técnicas utilizados para minimizar o impacto nos animais

- Os projectos devem ser concebidos de forma a evitar ou minimizar a dor e o stress

- Devem ser administradas medidas adequadas como anestesia, analgesia ou sedação em procedimentos que envolvam dor.

- A morte como ponto final deve ser evitada, exceto se for absolutamente essencial.

# VÁRIOS ESTUDOS EM ANIMAIS EFECTUADOS NO DOMÍNIO DA MEDICINA DENTÁRIA

## ENDODONTIA:

Num estudo realizado por Dammaschke et al, (2005) utilizaram dentes molares de rato como modelo de estudo para a investigação do capeamento pulpar direto, de acordo com este estudo. Nos últimos 50 anos foram publicados cerca de 70 estudos utilizando dentes molares de rato para avaliar o capeamento pulpar direto, pulpotomias e reacções tecidulares após exposição pulpar. Numerosos estudos demonstraram que a cicatrização do tecido pulpar de molares de ratos após o capeamento pulpar direto é histologicamente comparável à do tecido pulpar de humanos e de outras espécies animais. Os dentes molares de rato, incluindo o tecido pulpar, podem ser vistos anatomicamente, histologicamente, biologicamente e fisiologicamente como dentes molares humanos em miniatura. Assim, as reacções biológicas essenciais do tecido pulpar e a interação durante as diferentes fases de cicatrização dos dentes molares de rato são comparáveis às de outros mamíferos.

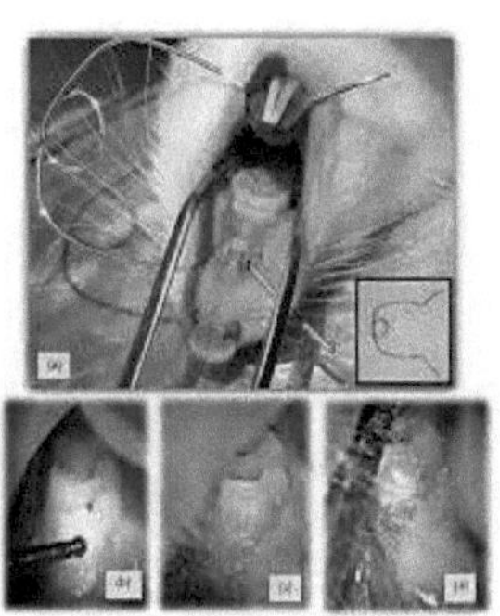

FIGURA 13:MOLAR DE RATO COMO MODELO DE ESTUDO EM CAPEAMENTO PULPAR DIRECTO

Os dentes molares de rato são um modelo de estudo válido para fornecer dados valiosos sobre a reação do tecido pulpar após o capeamento pulpar direto e questões relacionadas em medicina dentária. Por conseguinte, a utilização de ratos pode reduzir significativamente o número de animais superiores atualmente utilizados na investigação[70] .

**IMPLANTES DENTÁRIOS**:

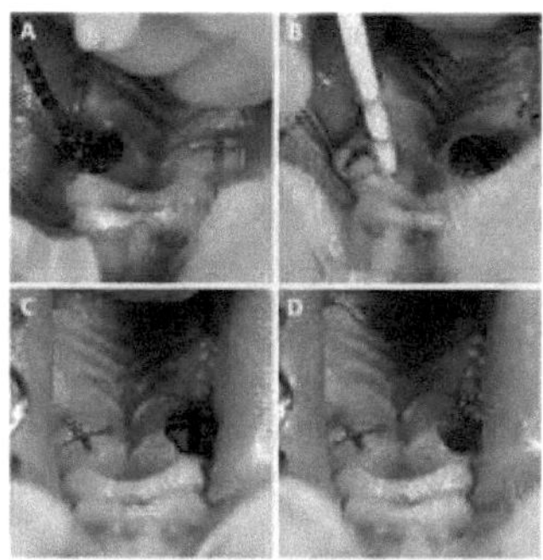

FIGURA 14: MODELO DE RATO COM IMPLANTE DENTÁRIO

Um estudo realizado por Moraschini et al, (2008) The ability of topical and systemic statins to increase osteogenesis around dental implants: a systematic review of histomorphometric outcomes in animal studies mostra que os modelos de animais experimentais utilizados neste estudo foram ratos e cães. As estatinas utilizadas nos estudos foram a sinvastatina e a fluvastatina, que foram administradas localmente ou sistemicamente, ou aplicadas na superfície do implante. Todos os estudos seleccionados mostraram um efeito positivo estatisticamente significativo das estatinas na formação óssea à volta dos implantes. A pontuação média da avaliação da qualidade dos estudos foi de 11,5 ± 2,27 num total possível de 25 pontos. Os dados histomorfométricos dos estudos pré-clínicos disponíveis sugerem um efeito positivo das estatinas no aumento da osteogénese à volta dos implantes dentários[71] .

## ARTRITE DA ARTICULAÇÃO TEMPOROMANDIBULAR:

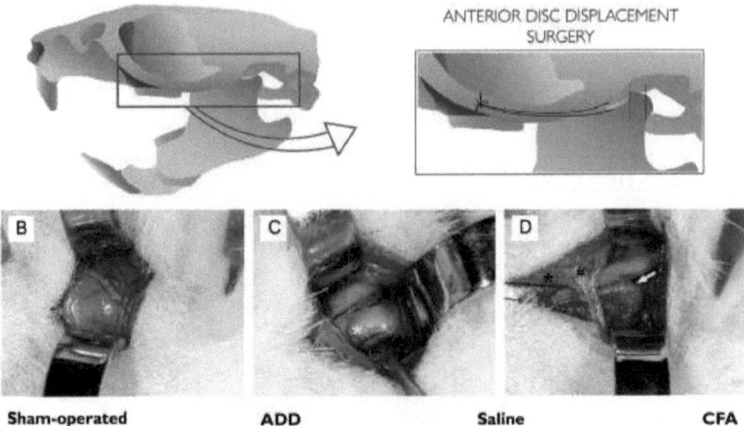


FIGURA 15: MODELO DE RATO COM ARTRITE DA ARTICULAÇÃO TEMPOROMANDIBULAR

Um estudo efectuado por Lenio Togni et al, Caracterização de um modelo de rato com osteoartrite da articulação temporomandibular após uma deslocação cirúrgica anterior do disco

De acordo com este estudo. O modelo bem estabelecido de osteoartrite, induzido por uma injeção intra-articular de adjuvante completo de Freund (CFA) na ATM, foi utilizado para efeitos de comparação. Os ratos Wistar machos foram divididos em dois grupos cirúrgicos, nomeadamente, ADD (deslocação anterior do disco) e sham-operated (acesso cirúrgico, sem ADD). Os grupos adicionais receberam uma infiltração intra-articular de CFA (50 µl/local; emulsão de óleo/salina 1:1) ou o veículo (NaCl a 0,9%). Os subgrupos experimentais separados foram submetidos a eutanásia aos 15, 30 ou 60 dias e as suas ATMs esquerdas foram recolhidas para análises histológicas, imunohistoquímicas e de micro-CT. Foram analisados os níveis séricos de IL-1β, IL-6 e TNF. As espessuras da fibrocartilagem estavam aumentadas nos grupos ADD em todos os pontos temporais analisados. No grupo CFA, os espessamentos da fibrocartilagem foram observados apenas nos terços posteriores aos 15 dias. O grupo ADD apresentou um aumento do conteúdo de proteoglicanos e da imunopositividade da ADAMTS5 na fibrocartilagem aos 30 e 60 dias, sem qualquer variação do conteúdo de colagénio ou da ativação de osteoclastos. Na avaliação por micro-CT, o grupo ADD apresentou aumento das separações trabeculares e das superfícies ósseas, com redução das espessuras trabeculares e dos volumes ósseos, além de formações de osteófitos e achatamentos de côndilos, de 30 para 60 dias. Os níveis séricos de IL-1β, TNF ou IL-6 não foram detectados. A ADD cirúrgica nos ratos conduziu a alterações semelhantes à OA a longo prazo, com desarranjos estruturais e morfológicos típicos da ATM, representando um modelo experimental fiável para investigar os mecanismos relacionados com a OA da ATM[72] .

Um estudo efectuado por Zhao Yet al, mostra que a osteoartrite da articulação temporomandibular (TMJOA) é uma doença articular degenerativa comum que pode causar dor e disfunção graves. Tem um impacto grave na qualidade de vida dos doentes. Uma vez que o mecanismo subjacente à patogénese da OAJM não é totalmente compreendido, o desenvolvimento de ferramentas eficazes para o diagnóstico precoce e terapias modificadoras da doença tem sido dificultado. Os modelos animais desempenham um papel fundamental na compreensão do processo patológico das doenças e na avaliação de novas intervenções terapêuticas. Embora se conheçam algumas semelhanças nos processos patológicos entre animais e humanos, nenhum modelo animal é suficiente para estudar todas as características da OAJM, uma vez que cada modelo tem uma translabilidade diferente para as condições clínicas humanas. Nas últimas 4 décadas, os modelos animais de TMJOA têm sido estudados por inúmeros investigadores e podem ser divididos em modelos induzidos, naturais e geneticamente modificados. Os modelos induzidos podem ser divididos em modelos invasivos (injeção intra-articular e indução cirúrgica) ou modelos não invasivos (carga mecânica, dieta rica em gordura e privação de sono). Diferentes tipos de modelos animais simulam diferentes expressões patológicas da OAJM e têm suas características únicas. Atualmente, camundongos, ratos e coelhos são comumente utilizados no estudo da ATM. Esta revisão procurou fornecer uma descrição geral dos actuais modelos experimentais de TMJOA e ajudar os investigadores a selecionar os modelos mais adequados para os diferentes tipos de investigação[73] .

Outro estudo efectuado por Zhang et al, sobre modelos animais de aumento ósseo vertical, demonstra que o aumento ósseo vertical é um desafio importante na implantologia dentária. As técnicas de aumento ósseo vertical existentes, juntamente com os materiais de enxerto ósseo, alcançaram alguns progressos clínicos, mas continuam a apresentar numerosas limitações. Para avaliar a possibilidade de utilizar biomateriais para desenvolver substitutos ósseos, dispositivos médicos e/ou novas técnicas de enxerto ósseo para o aumento ósseo vertical, é essencial estabelecer modelos animais clinicamente relevantes para investigar a sua biocompatibilidade, propriedades mecânicas, aplicabilidade e segurança.

O modelo animal ideal para o aumento ósseo vertical deve ser selecionado de acordo com o objetivo da experiência e a técnica de aumento ósseo aplicada. Os animais pequenos, como os ratos e os coelhos, são económicos e fáceis de controlar; assim, os modelos onlay baseados na calvária de animais pequenos podem ser utilizados durante a investigação inicial de um novo material. O modelo de mandíbula em cães beagle é atualmente o melhor modelo animal para o aumento ósseo vertical; no entanto, a utilização do modelo canino é limitada por factores sócio-éticos. Os porcos miniatura representam uma alternativa promissora aos cães para tais estudos.

É também vital considerar que o metabolismo ósseo nos animais difere do metabolismo nos humanos. Por conseguinte, os resultados das experiências com animais devem ser interpretados com cautela e não devem ser diretamente extrapolados para os seres humanos[74] .

## VACINA CONTRA A CÁRIE DENTÁRIA:

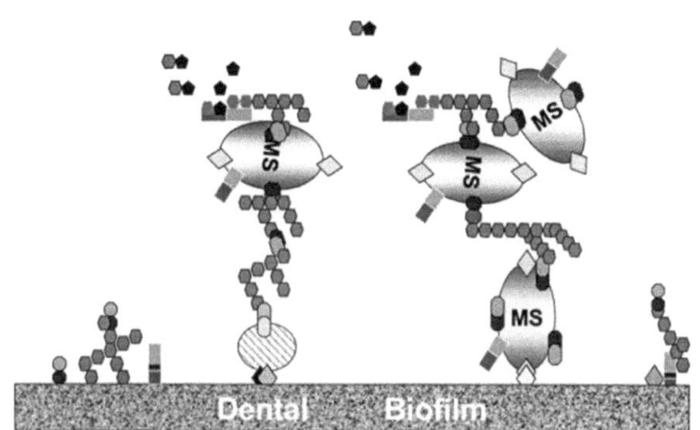


FIGURA 16: MODELO DE COLONIZAÇÃO POR ESTREPTOCOCOS MUTANS EM BIOFILMES DENTÁRIOS

Numa revisão feita por Shivakumar et al, os roedores são atractivos como animais de laboratório experimentais porque são baratos e fáceis de manter. A cárie rápida dos seus dentes pode ser induzida por *S. mutans* quando presente durante o fornecimento de uma dieta contendo açúcar.

A capacidade de estabelecer grandes grupos experimentais e de chegar a um diagnóstico exato da cárie através do exame da superfície do dente também faz dos roedores uma boa escolha para animais de laboratório. As experiências de imunização com células de *S. mutans*, tanto em ratos como em macacos, resultaram consistentemente numa diminuição significativa da cárie dentária. Os componentes purificados de *S. mutans* foram utilizados apenas de forma limitada. A proteção foi induzida por imunização com GTF em ratos. Recentemente, a imunização com o antigénio proteico I/II purificado, que reside na parede celular do *S. mutans*, induziu proteção contra a cárie. Este último utiliza apenas uma injeção subcutânea do antigénio com adjuvante, ao contrário de todas as outras experiências, que não foram realizadas em macacos rhesus e utilizaram de 5 a 15 injecções. A imunização com células inteiras de *S. mutans* ou com antigénio I/II purificado produz uma redução de cerca de 70% nas cáries de superfície lisa e de fissura quando comparada com os controlos. Em ratos gnotobióticos, a ingestão de *S. mutans inteiras* produz seletivamente S-IgA. O aparecimento de S-IgA está correlacionado com uma incidência reduzida da vacina contra a cárie. O primeiro relato de imunização bem sucedida de macacos contra a cárie foi feito por Bowen, que injectou células inteiras de *S. mutans* em macacos Macaca fascicularis. Os ratos e os macacos têm sido largamente utilizados em estudos de imunização. A conceção principal na maioria das experiências tem sido a de imunizar primeiro os animais com um antigénio de *S. mutans* incorporado num adjuvante, com a frequência necessária para atingir níveis elevados de anticorpos, e depois implantar o mesmo organismo na boca e colocar os animais numa dieta rica em sacarose. Algumas das experiências foram concebidas com o objetivo de obter imunidade salivar e outras com o objetivo de obter imunidade sistémica. Há relatos da utilização bem sucedida da GTF como vacina anticárie em ratos e hamsters, mas nem as preparações brutas nem uma GTF altamente purificada conferiram qualquer proteção aos macacos[75] .

Outro estudo sobre a vacina contra a cárie dentária, realizado por Michale et al (2001), A vaccine for dental caries, demonstra que Numerosos estudos em modelos animais experimentais e em seres humanos demonstraram que a imunização com antigénios ou péptidos de estreptococos mutans pode induzir respostas de anticorpos IgA salivares. Estudos realizados na década de 1970 demonstraram que a injeção local de células inteiras de *S. mutans* mortas em adjuvante completo de Freund na região da glândula salivar de ratos resultava numa resposta local de anticorpos salivares que se correlacionava com a proteção contra a cárie dentária. No entanto, seria improvável que este método de imunização fosse utilizado em seres humanos devido à inflamação local, que é induzida pelo adjuvante de Freund completo. A evidência crescente de que a administração oral de antigénio resulta na estimulação de células linfóides no GALT e subsequentes respostas de anticorpos IgA nas secreções externas sugeriu uma abordagem prática e bem tolerada para induzir anticorpos IgA salivares protectores contra a cárie dentária. De facto, foi demonstrado em seguida que a imunização oral de ratos com antigénio de células inteiras de *S. sobrinus* resultou numa resposta imunitária de IgA secretora e imunidade à cárie. Estudos subsequentes em modelos experimentais de roedores utilizaram antigénios purificados de *S. mutans* e mostraram que a administração oral ou nasal da vacina induz respostas de IgA salivar, que protegem contra a cárie dentária. Nestes estudos, o antigénio foi administrado juntamente com um adjuvante [por exemplo, a subunidade B da toxina da cólera (CTB) ou o monofosforil lípido A] ou através de um sistema de entrega (por exemplo, *Salmonella* avirulenta ou lipossomas). Numerosos estudos utilizaram a adesina AgI/II e o GTF, quer as moléculas nativas quer péptidos que representam domínios funcionais das moléculas, como a região de ligação à saliva (SBR) da AgI/II ou os domínios catalítico (CAT) ou GLU do GTF[76] . Os ratos imunizados oralmente com uma estirpe recombinante de Streptococcus lactic que contém o gene estrutural para um antigénio proteico de superfície (PAc) do serótipo c de Streptococcus mutans desenvolveram respostas importantes de imunoglobulina A salivar e de imunoglobulina G sérica. Nos macacos, a vacinação contra S. mutans não resultou em IgA secretora importante. A memória imunológica nas respostas de IgA secretora é mínima, o que poderia reduzir a eficácia da imunização oral. Os ratinhos imunizados por via intragástrica com proteínas quiméricas contendo (região de ligação à saliva) SBR e enterotoxinas de tipo II de E. coli ou toxina da cólera (CT) mostraram um aumento do número de células B e macrófagos nas placas de Peyer (PP) e uma diminuição do número de células B nos gânglios linfáticos mesentéricos (MLN), indicando uma base molecular para a resposta imunitária melhorada. O CAT-GLU (construção diepitópica de domínios catalíticos e de ligação a glucanos de glucosiltransferases) foi utilizado para imunizar grupos de ratos Sprague-Dawley por via subcutânea na vizinhança da glândula salivar, sugerindo que pode ser um antigénio potencialmente significativo para uma vacina contra a cárie. Subcutânea: S. mutans foi administrado com sucesso por via subcutânea a macacos, provocando principalmente anticorpos séricos IgG, IgA e IgG. Estes anticorpos são protectores contra a cárie dentária e entram na cavidade oral através do fluido crevicular gengival. Verificou-se que o aumento dos anticorpos IgG séricos é o fator mais importante na proteção contra a cárie[77] .

## MODELOS ANIMAIS UTILIZADOS NO DESENVOLVIMENTO DE VACINAS PERIODONTAIS:

Os seres humanos ainda não foram utilizados como sujeitos experimentais contra bactérias em estudos de desenvolvimento de vacinas, pelo que, para ensaios de vacinas para testar a segurança e a eficácia da vacinação, são concebidos métodos animais. Não existe um modelo de investigação animal ideal para ensaios de vacinas contra a periodontite com periodontite de ocorrência natural em animais e humanos com base na mesma etiologia, patogénese e prevalência. Os modelos de periodontite induzidos experimentalmente têm sido investigados como substitutos. Alguns deles podem não proporcionar um acesso fácil a condições clínicas que possam ser facilmente avaliadas quanto à eficácia clínica.

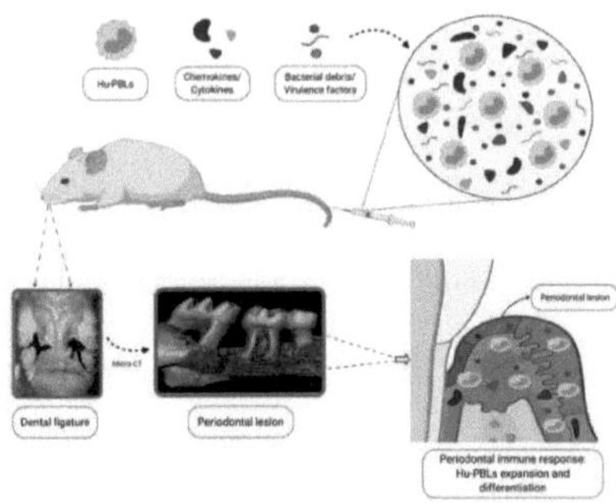


FIGURA 17: MODELO DE RATO NA VACINA PERIODONTAL

Os cães não foram considerados para a investigação de vacinas periodontais. É de salientar que as ovelhas (ovinos) parecem desenvolver periodontite de ocorrência natural. Existe homologia com estirpes humanas de P.gingivalis em ovelhas. Os primatas não humanos foram considerados para ensaios de vacinas periodontais, incluindo M.fascicularis, M.nemestrina, saguis, babuínos e chimpanzés. A periodontite ocorre naturalmente em menos de 5% dos M. fascicularis. Os principais agentes patogénicos associados à periodontite foram identificados em amostras colhidas de M.fascicularis e M.nemestrina adultos e identificados por sondas de ADN destinadas a estudos de estirpes encontradas em seres humanos, de acordo com a investigação. Page RC e Schroeder HE concluíram que os ratos, ratazanas e hamsters não são adequados para estudos sobre a eficácia das vacinas contra a periodontite em seres humanos devido aos padrões contínuos de erupção dentária e às alterações do osso alveolar[78] .

## EXPERIMENTAÇÃO ANIMAL E CONSIDERAÇÕES ÉTICAS NA ÍNDIA:

"A grandeza de uma nação e o seu progresso moral podem ser julgados pela forma como os seus animais são tratados"

-Mahathma Gandhi

O Comité para o Controlo e Supervisão das Experiências com Animais (CPCSEA) é um órgão estatutário criado por uma lei do Parlamento indiano ao abrigo da Lei de Prevenção da Crueldade contra os Animais de 1960. Criado em 1964, foi reativado em 1998, sob a presidência empenhada de Maneka Gandhi. Nos últimos dois anos, o CPCSEA melhorou a vida dos animais nos laboratórios de toda a Índia. Este comité é composto por membros da comunidade científica, autoridades reguladoras e activistas da causa animal. O CPCSEA funciona com uma rede brilhante de voluntários que fazem a ligação com os laboratórios. Pela primeira vez na Índia: mais de 665 laboratórios estão registados no CPCSEA; são constituídos Comités Institucionais de Ética Animal (IAEC) em todos os laboratórios, que só estão habilitados a aprovar propostas de projectos de investigação que utilizem ratos, ratinhos, cobaias ou coelhos; todos os projectos que utilizem caninos, ovinos, bovinos ou primatas não humanos só podem ser realizados se forem aprovados pelo painel de peritos científicos constituído para o efeito; foram formuladas e aplicadas directrizes sobre cuidados e práticas com animais de laboratório; foi formulado e ratificado pelo Supremo Tribunal da Índia um protocolo para a produção de imunobiológicos a partir de equídeos; o CPCSEA tem vindo a deliberar sobre alternativas e a elaborar modalidades para a introdução de alternativas na investigação básica/regulamentar e no ensino, em consonância com a cena internacional; até à data, o CPCSEA reabilitou e acolheu mais de 300 cães, 150 equídeos, 200 primatas não humanos e vários bovinos, gatos, aves, coelhos e ratos; o CPCSEA forma e orienta proactivamente o pessoal científico e não científico sobre questões de alternativas e de bem-estar dos animais de laboratório; e o CPCSEA tem lutado contra questões jurídicas relativas aos cuidados e à utilização de animais de laboratório, tendo obtido veredictos favoráveis às alternativas e ao bem-estar dos animais[79] .

Procedimentos Operacionais Normalizados (PON) da CPCSEA para a Comissão de Ética Animal Institucional (CEAI)

O objetivo da Lei de Prevenção da Crueldade contra os Animais (Prevention of Cruelty to Animals - PCA) de 1960, alterada em 1982, é evitar que os animais sofram dores ou sofrimentos desnecessários. O Governo Central constituiu um Comité para efeitos de controlo e supervisão das experiências com animais (CPCSEA), que tem o dever de tomar todas as medidas necessárias para garantir que os animais não sejam sujeitos a dores ou sofrimentos desnecessários antes, durante ou após a realização de experiências com eles. Para o efeito, o Governo elaborou as "Breeding of and Experiments on Animals (Control and Supervision) Rules, 1998", com as alterações introduzidas em 2001 e 2006, para regulamentar a experimentação em animais. O objetivo deste PON é contribuir para o funcionamento eficaz do Comité Institucional de Ética Animal (IAEC), de modo a criar um mecanismo de análise ética consistente e de qualidade da investigação em animais para todas as propostas tratadas pelo Comité, tal como prescrito pelo CPCSEA ao abrigo da Lei de 1960 relativa às APC e das Regras de Criação e Experimentação de 1998.

## FUNÇÕES DO COMITÉ DE ÉTICA ANIMAL INSTITUCIONAL (IAEC)

"Comité Institucional de Ética para os Animais" é um organismo composto por um grupo de pessoas reconhecidas e registadas pelo Comité para efeitos de controlo e supervisão das experiências com animais realizadas num estabelecimento que é constituído e funciona de acordo com os procedimentos especificados para o efeito pelo Comité. A IAEC analisará e aprovará todos os tipos de propostas de investigação que envolvam a experimentação em pequenos animais antes do início do estudo. No que respeita à experimentação em animais de grande porte, o processo deve ser transmitido ao CPCSEA da forma prescrita, com a recomendação da AICE. A AICE deve monitorizar a investigação durante todo o estudo e após a sua conclusão através de relatórios periódicos e de visitas ao biotério e ao laboratório onde as experiências são realizadas. A comissão deve garantir o cumprimento de todos os requisitos regulamentares, regras, directrizes e leis aplicáveis.

## ORIENTAÇÕES SOBRE A REGULAMENTAÇÃO DAS EXPERIÊNCIAS CIENTÍFICAS COM ANIMAIS - MINISTÉRIO DO AMBIENTE E DAS FLORESTAS (DIVISÃO DO BEM-ESTAR ANIMAL) OBJECTIVO:

O objetivo das presentes orientações é garantir um tratamento humano e ético dos animais, facilitando simultaneamente a investigação científica legítima que envolve experiências com animais.

## PRINCÍPIOS ÉTICOS ADOPTADOS PELO CPCSEA PARA A UTILIZAÇÃO DE ANIMAIS EM EXPERIÊNCIAS CIENTÍFICAS

Princípio 1: As "experiências em animais" (incluindo as experiências que envolvam operações em animais) podem ser efectuadas com o objetivo de fazer progredir, através de novas descobertas, os conhecimentos fisiológicos ou os conhecimentos que se espera que sejam úteis para salvar ou prolongar a vida humana ou aliviar o sofrimento; ou para obter ganhos significativos no bem-estar da população do país; ou para combater qualquer doença, quer do ser humano, dos animais ou das plantas.

Princípio 2: Os animais mais baixos na escala filogenética (ou seja, com o menor grau de sensibilidade), que podem dar resultados cientificamente válidos, devem ser utilizados para qualquer procedimento experimental. As experiências devem ser concebidas com o número mínimo de animais para obter resultados estatisticamente válidos com um nível de confiança de 95%. As alternativas que não envolvam ensaios com animais devem ser devida e plenamente consideradas e deve ser apresentada uma justificação sólida, caso não sejam utilizadas alternativas, quando disponíveis.

Princípio 3: A utilização adequada de animais em experiências e a prevenção ou minimização (quando não for possível evitá-la) da dor e do sofrimento infligidos aos animais de laboratório devem ser uma questão prioritária para o pessoal de investigação e, salvo indicação científica em contrário, os investigadores devem agir com base no pressuposto de que os procedimentos que causam dor ou sofrimento nos seres humanos também causarão dor ou sofrimento semelhantes nos animais. Todos os procedimentos científicos adoptados com animais que possam causar mais do que dor e/ou sofrimento momentâneos ou ligeiros devem ser realizados com sedação, analgesia ou anestesia adequadas.

Princípio 4: As pessoas envolvidas na experimentação animal têm uma responsabilidade moral pelo bem-estar dos animais após a sua utilização em experiências. Os investigadores são responsáveis pelos cuidados posteriores e/ou pela reabilitação dos animais após a experimentação e podem ser autorizados a praticar a eutanásia.

Princípio 5: As condições de vida dos animais deveriam ser adequadas à sua espécie e contribuir para a sua saúde e conforto. O alojamento, a alimentação e os cuidados a prestar a todos os animais utilizados para fins biomédicos devem ser dirigidos por um veterinário ou outro cientista de uma disciplina relevante, com formação e experiência na área. Os animais utilizados para fins biomédicos devem ser dirigidos por um veterinário ou outro cientista de uma disciplina relevante, com formação e experiência nos cuidados, manuseamento e utilização adequados da espécie que está a ser mantida ou estudada. Em todas as circunstâncias, devem ser prestados os cuidados veterinários necessários[80] .

**MÉRITOS E DEMÉRITOS DOS VÁRIOS ANIMAIS UTILIZADOS NO ESTUDO[78]**

| ANIMAIS | MÉRITOS | DEMERITOS |
|---|---|---|
| Cães | Desenvolver periodontite idêntica à periodontite humana num ambiente natural ou experimental | É dispendioso e requer cuidados de rotina. A anatomia dos dentes é diferente da do ser humano |
| Não primatas | Estrutura dentária semelhante à humana, microbiota e doença. A periodontite pode ser produzida de forma natural ou intencional | Extremamente dispendioso, com preocupações éticas e de criação. |
| Porcos miniatura | A periodontite e a estrutura dentária são semelhantes às dos seres humanos. A | Custo elevado; questões relacionadas com o bem-estar dos animais; e escassez de estudos. |

| | | |
|---|---|---|
| | periodontite pode ser causada natural ou artificialmente | |
| Roedores | Uma doença que foi induzida experimentalmente. A estrutura molar é semelhante à dos seres humanos. É um modelo económico. | A resistência à periodontite está incorporada. Microbiota que difere da microbiota humana. Devido ao seu pequeno tamanho, existe uma quantidade limitada de tecido disponível para o estudo. São necessários animais em grandes quantidades |
| Furões | Uma doença que ocorre naturalmente ou é induzida experimentalmente e é semelhante a uma doença humana | Alguns problemas com a criação de animais |

**INCONVENIENTES DOS ESTUDOS EXPERIMENTAIS COM ANIMAIS :**

Os inconvenientes dos estudos experimentais com animais são o facto de as doenças infecciosas nem sempre serem transmissíveis aos animais. Nem todas as conclusões dos estudos com animais são universalmente relevantes para os seres humanos. É difícil extrapolar os resultados das experiências com animais para os seres humanos.

# CONCLUSÃO(ÕES)

Os modelos animais estão a ser utilizados para estudos experimentais em vários ramos das ciências médicas e dentárias, porque algumas das áreas de investigação não podem obviamente ser realizadas em seres humanos por razões práticas e éticas[81] . A utilização de modelos de apuramento de factos utilizados na doença periodontal é crucial para compreender a origem da doença no ser humano. Os modelos animais são benéficos numa pesquisa periodontal e um passo inevitável antes de aceder a testes clínicos com os mais recentes biomateriais e terapias. A miniatura utilizada para a doença periodontal é quase idêntica à do ser humano. Em termos de fisiopatologia dentária, os macacos parecem ser o modelo mais próximo do ser humano, mas não são considerados devido a restrições financeiras. Na maioria das vezes, o cão é vantajoso devido à sua dimensão decisiva reprodutível, que permite que o biomaterial seja testado para experiências. Os ratos sem germes são utilizados como um modelo maciço em termos de investigação da biologia celular. O hamster continua a ser um modelo intrigante para estudos imunológicos. Novas possibilidades na análise periodontal estão agora acessíveis, permitindo coortes mais alargadas que são mais fáceis de construir. A utilidade abrangente destes modelos animais desempenha um papel essencial em estudos futuros, particularmente em contextos cirúrgicos[77] . Existe uma vasta gama de modelos animais para várias investigações dentárias. Cada espécie tem semelhanças e dissemelhanças únicas com os ambientes orais dos humanos. A escolha de um modelo animal que seja considerado um padrão de ouro, que se adeqúe a todos os campos de aplicação, é da maior importância.

## REFERÊNCIAS


1. Ericsson, A.C., Crim, M.J. e Franklin, C.L. (2013) Uma breve história da modelação animal. Missouri Medicine, 110, 201-205.

2. Festing, S. e Wilkinson, R. (2007) The Ethics of Animal Research. Talking Point on the Use of Animals in Scientific Research (Ponto de discussão sobre a utilização de animais na investigação científica). EMBO Reports, 8, 526-530.

3. Wood, M.W. e Hart, L.A. (2007) Selecting Appropriate Animal Models and Strains: Making the Best Use of Research, Information and Outreach. AATEX Journal, 14, 303-306.

4. Robinson, N.B., Krieger, K., Khan, F.M., Huffman, W., Chang, M., Naik, A., et al. (2019) O estado atual dos modelos animais na investigação: Uma revisão. Revista Internacional de Cirurgia, 72, 9-13.

5. Bernardino, I.M., Farias, I.L., Cardoso, A.M.R., Xavier, A.F.C. e Cavalcanti, A.L. (2014) Uso de Modelos Animais na Pesquisa Experimental em Odontologia no Brasil. Pesquisa Brasileira em Odontopediatria e Clínica Integrada, 14, 17-21.

6. Ionel, A., Lucaciu, O., Moga, M., Buhatel, D., Ilea, A., Tabaran, F., Catoi, C., Berce, C., Toader, S. e Campian, R.S. (2015) Doença Periodontal Induzida em Ratos Wistar - Estudo Experimental. HVM Bioflux, 7, 90-95.

7. Apine, A.A. e Shiva Prasad, B.M. (2014) Estado atual da experimentação animal no estudo das doenças e terapêuticas periodontais. Research and Reviews: Journal of Dental Sciences, 2, 51-56.

8. Struillou, X., Boutigny, H., Soueidan, A. e Layrolle, P. (2010) Modelos Animais Experimentais em Periodontologia: A Review. The Open Dentistry Journal, 4, 37-47.

9. Hau, J. (2003) Modelos Animais. In: Hau, J. and Van Hoosier, G.L., Eds., Handbook of Laboratory Animal Science, Vol. II, 2nd Edition, CRC Press, Boca Raton, 1-9.

10. Rand, M.S. (2008) Seleção de modelos animais biomédicos. In: Conn, P.M., Ed., Sourcebook of Models for Biomedical Research, Humana Press Inc., Totowa, 9-15.

11. Franco, N.H. (2013) Experiências com animais na investigação biomédica: Uma Perspetiva Histórica. Animals, 3, 238-273.

12. Bernard, C. (1957) Introduction to the Study of Experimental Medicine. Dover Publications, Mineola.

13. A utilização de animais na investigação biomédica: Melhorar a saúde humana e animal

14. A Dannan F Alkattan Modelos animais na investigação periodontal. Uma mini-revisão da literatura Int J Vet Med200851

15. Lindsey Jr Davidsonmk Davisjk Requisitos e seleção de um modelo animal Isr J Med Sci19872365515

16. Muthanandam S, Muthu J, Mony V, RL P. Animal models in dental research-A review. Jornal Dentário Internacional de Pesquisa de Estudantes. 2020 Abr 1;8(2).

17. R D Swindler Primate dentition. An introduction to teeth of non-human primates 2002 Publicação da Cambridge University Press

18. S Chandana S Hegde M Bathla Modelos animais em periodontologia: uma revisão J Oral Health Res201122417

19. H.V. Jordan P.H. Keyes Aerobic, gram-positive, filamentous bacteria as etiologic agents of experimental periodontal disease in hamsters Arch Oral Biol19649440114

20. Miller, W.A. e Ripley, J.F. (1975) Doença Periodontal Precoce no Hamster Sírio. Jornal de Periodontologia, 46, 368-374.

21. Bhardwaj, A. e Bhardwaj, S.V. (2012) Contribuição dos modelos animais na investigação periodontal. Revista Internacional de Ciências Agro-Veterinárias e Médicas, 6, 150-157.

22. I Ericsson J Lindhe H Rylander H Okamoto Desagregação periodontal experimental no cãoEur J Oral Sci197583318992

23. Siegrist B Kormank W Soskoline K Nuki A flora subgengival predominante cultivável e cães Beagle após colocação de ligaduras e terapia com metronidazol J Periodontol Res1981162518

24 King, J. e Gimson, A. (1947) Experimental Investigations of Periodontal Disease in the Ferret and Related Lesions in Man. British Dental Journal, 83, 126-127

25. Harold V. Jordan Rodent Model Systems in Periodontal Disease ResearchJ Dent Res197150223642

26. Chandna, S., Hegde, S. e Bathla, M. (2011) Animal Models in Periodontology: A Review. Jornal de Investigação em Saúde Oral, 2, 41-46.

27. Schou, S., Holmstrup, P. e Kornman, K.S. (1993) Non-Human Primates Used in Studies

28. Oz, H.S. e Puleo, D.A. (2011) Modelos Animais para a Doença Periodontal. Jornal de Biomedicina e Biotecnologia, 2011, Artigo ID: 754857.

29. Pavlica, Z., Petelin, M., Nemec, A., Erzen, D. e Skaleric, U. (2004) Measurement of Total Antioxidant Capacity in Gingival Crevicular Fluid and Serum in Dogs with Periodontal Disease. American Journal of Veterinary Research, 65, 1584-1588.

30. Wikesjo, U.M., Kean, C.J. e Zimmerman, G.J. (1994) Periodontal Repair in Dogs: Supraalveolar Defect Models for Evaluation of Safety and Efficacy of Periodontal Reconstructive Therapy. Journal of Periodontology, 65, 1151-1157.

31. Sorensen, W.P., Loe, H. e Ramfjord, S.P. (1980) Periodontal Disease in the Beagle Dog: A Cross Sectional Clinical Study. Journal of Periodontal Research, 15, 380-389.

32 Ball RS. Questões a considerar na preparação de furões como sujeitos de investigação no laboratório. ILAR J. 2006;47(4):348-57.

33. Maher, J., DeStefano, J. The Ferret: Um modelo animal para estudar o vírus da gripe. *Lab Anim* **33**, 50-53 (2004).

34. Weinberg, M.A. e Bral, M. (1999) Laboratory Animal Models in Periodontology. Journal of Clinical Periodontology, 26, 335-340.

35. Listgarten, M.A. (1975) Similarity of Epithelial Relationships in the Gingival of Rat and Man. Jornal de Periodontologia, 46, 677-680.

36. Yamasaki, A., Nikai, H., Niitani, K. e Ijuhin, N. (1979) Ultrastructure of the Junctional Epithelium of Germfree Rat Gingiva. Journal of Periodontology, 50, 641-648.

37. Socransky, S., Hubersak, C. e Propas, D. (1970) Induction of Periodontal Destruction in Gnotobiotic Rats by a Human Oral Strain of Actinomyces naeslundii. Archives of Oral Biology, 15, 993-995.

38. Di Curzio, D.L. (2018) Modelos animais de hidrocefalia. Jornal Aberto de Neurocirurgia Moderna, 8, 57-71.

39. Miller, W.A. e Ripley, J.F. (1975) Early Periodontal Disease in the Syrian Hamster (Doença Periodontal Precoce no Hamster Sírio). Journal of Periodontology, 46, 368-374.

40. Lallam-Laroye, C., Escartin, Q., Zlowodzki, A.S., et al. (2006) Periodontitis Destructions Are Restored by Synthetic Glycosaminoglycan Mimetic. Journal of Biomedical Materials Research Part A, 79A, 675-683.

41 Padgett, G.A., Leader, R.W., Gorham, J.R. e Omary, C.C. (1964) The Familial Occurrence of the Chediak-higashi Syndrome in Mink and Cattle. Genetics, 49, 505-512.

42 Wang, S., Liu, Y., Fang, D. e Shi, S. (2007) The Miniature Pig: A Useful Large Animal Model for Dental and Orofacial Research. Oral Diseases, 13, 530-537.

43. Hou, N., Du, X. e Wu, S. (2022) Advances in Pig Models of Human Diseases [Avanços nos Modelos Suínos de Doenças Humanas]. Animal Models and Experimental Medicine, 5, 141-152.

44. Baker, P.J., Evans, R.T. e Roopenian, D.C. (1994) Oral Infection with Porphyromonas gingivalis and Induced Alveolar Bone Loss in Immuncompetent and Severe Combined Immunodeficient Mice. Arquivos de Biologia Oral, 39,

45. Kinane D.F. e Hajishengallis, G. (2009) Polymicrobial Infections, Biofilms, and Beyond. Jornal de Periodontologia Clínica, 36, 404-405.

46. Oortgiesen, D.A.W., Meijer, G.J., Bronckers, A.L.J.J., Walboomers, X.F. e Jansen, J.A. (2010) Defeitos de fenestração na mandíbula de coelho: Um Modelo Inadequado para Estudar a Regeneração Periodontal. Tissue Engineering C, 16, 133-140.

47. Tyrrell, K.L., Citron, D.M. e Jenkins, J.R. (2002) Periodontal Bacteria in Rabbit Mandibular and Maxillary Abscesses. Journal of Clinical Microbiology, 40, 1044-1047.

48. Greene, S.K. e Basile, T.P. (2002) Recognition and Treatment of Equine Periodontal Disease. Actas da AAEP, 48, 463-466.

49. Anthony, J., Waldner, C., Grier, C. e Laycock, A.R. (2012) A Survey of Equine Oral Pathology. Journal of Veterinary Dentistry, 27, 12-15.

50. Madden, T.E. and Caton, J.G. (1994) [9] Animal Models for Periodontal Disease. Methods Enzymol, 235, 106-119.

51. Parkin, D.M., Bray, F., Ferlay. J. e Pisani, P. (2005) Global Cancer Statistics, 2002. CA: A Cancer Journal for Clinicians, 55, 74-108.

52. Mognetti, B., Di Carlo, F. e Berta, G.N. (2006) Animal Models in Oral Cancer Research (Modelos animais na investigação do cancro oral). Oral Oncology, 42, 448-460.

53. Schoop, R.A.L., Noteborn, M.H.M. e Baatenburg De Jong, R.J. (2009) Um Modelo de Rato para o Carcinoma de Células Escamosas Oral. Journal of Molecular Histology, 40, Artigo n.º 177.

54. Rivera, M.C.A. (2012) Carcinogénese 4NQO: Um Modelo de Carcinoma de Células Escamosas Oral. Revista Internacional de Morfologia, 30, 309-314.

55. Levy, B.M., Gorlin, R. e Gottsegen, R. (1950) A Histologic Study of the Reaction of Skin and Mucous Membrane to a Single Application of 9,10 Dimethyl-1,2,benzanthracene. Journal of Dental Research, 29, 678-679.

56. Vered, M., Grinstein-Koren, O., Reiter, S., Allon, I. e Dayan, D. (2010) The Effect of Desalivation on the Malignant Transformation of the Tongue Epithelium and Associated Stromal Myofibroblasts in a Rat 4-Nitroquinoline 1-Oxide-Induced Carcinogenesis Model. Jornal Internacional de Patologia Experimental, 91, 314-323.

57. Salley, J.J. (1954) Experimental Carcinogenesis in the Cheek Pouch of the Syrian Hamster (Carcinogénese experimental na bolsa da bochecha do hamster sírio). Journal of Dental Research, 33, 253-262.

58. Morris, A.L. (1961) Factors Influencing Experimental Carcinogenesis in the Hamster Cheek Pouch. Journal of Dental Research, 40, 3-15.

59. Wilkey, J.F., Buchberger, G., Saucier, K., Patel, S.M., Eisenberg, E., Nakagawa, H., Michaylira, C.Z., Rustgi, A.K. e Mallya, S.M. (2009) Cyclin D1 Overexpression Increases Susceptibility to 4-Nitroquinoline-1-Oxide-Induced Dysplasia and Neoplasia in Murine Squamous Oral Epithelium. Molecular Carcinogenesis, 48, 853-861.

60. Kim, S. (2009) Animal Models of Cancer in the Head and Neck Region (Modelos animais de cancro na região da cabeça e do pescoço). Clinical and Experimental Otorhinolaryngology, 2, 55-60.

61. Masood, R., Hochstim, C., Cervenka, B., Zu, S., Baniwal, S.K., Patel, V., Kobielak, A. e Sinha, U.K. (2013) Um novo modelo ortotópico de ratinho de cancro da cabeça e do pescoço e de metástases nos gânglios linfáticos. Oncogenesis, 2, e68.

62. Caulin, C., Nguyen, T., Longley, M.A., Zhou, Z., Wang, X.J. e Roop, D.R. (2004) Inducible Activation of Oncogenic K-Ras Results in Tumor Formation in the Oral Cavity. Cancer Research, 64, 5054-5058.

63. Redman, R.S., Katuri, V., Tang, Y., Dillner, A., Mishra, B. e Mishra, L. (2005) Orofacial and Gastrointestinal Hyperplasia and Neoplasia in smad4+/- and elf+/- smad4+/- Mutant Mice. Journal of Oral Pathology & Medicine, 34, 23-29.

64. Moral, M., Segrelles, C., Lara, M.F., Martinez-Cruz, A.B., Lorz, C., Santos, M., et al. (2009) A ativação de Akt sinergiza com a perda de Trp53 no epitélio oral para produzir um novo modelo de ratinho para o carcinoma de células escamosas da cabeça e do pescoço. Cancer Research, 69, 1099-1108.

65. Wollina, U., Verma, S.B., Ali, F.M. e Patil, K. (2015) Oral Submucous Fibrosis: An Update. Dermatologia Cínica, Cosmética e de Investigação, 8, 193-204.

66. Sumeth Perera, M.W., Gunasinghe, D., Perera, P.A.J., Ranasinghe, A., Amaratunga P., Warnakulasuriya, S. e Kaluarachchi, K. (2007) Development of an in Vivo Mouse Model to Study Oral Submucous Fibrosis. Journal of Oral Pathology & Medicine, 36, 273-280.

67. Maria, S., Kamath, V.V., Krishnanand, P.S. e Komali, R. (2015) Sprague Dawley Rats Are a Sustainable and Reproducible Animal Model for Induction and Study of Oral Submucous Fibrosis (Ratos Sprague Dawley são um modelo animal sustentável e reprodutível para indução e estudo da fibrose submucosa oral). Jornal de Ciências Orofaciais, 7, 11-18.

68. Khrime, R.D., Mehra, Y.N., Mann, S.B.S., Mehta, S.K. e Chakraborti, R.N. (1991) Effect of Instant Preparation of Betelnut on the Oral Mucosa of Albino Rats. Indian Journal of Medical Research, 94, 119-124.

69.S. K. Sahni Directrizes para o tratamento e utilização de animais na investigação científica. Relatório apresentado na Academia Nacional de Ciências da Índia Secretário Executivo, Academia Nacional de Ciências da Índia 2000

70. Dammaschke T. Dentes molares de rato como modelo de estudo para a investigação do capeamento direto da polpa indentistry. *Animais de Laboratório*. 2010;44(1):1-6.

71. V. Moraschini, D.C.F. Almeida, J.A. Calasans-Maia, M. Diuana Calasans-Maia, A capacidade das estatinas tópicas e sistémicas para aumentar a osteogénese em torno de implantes dentários: uma revisão sistemática dos resultados histomorfométricos em estudos com animais,International Journal of Oral and Maxillofacial Surgery,Volume 47, Issue 8,2018,Pages 1070-1078,

72. Togni L, de Abreu MC, Augustin AH, da Silva RBM, Campos MM di. Caracterização de um modelo de rato com osteoartrite da articulação temporomandibular após um deslocamento cirúrgico do disco anterior. Am J Transl Res. 2018 Nov 15;10(11):3806-3817.

73. Zhao Y, An Y, Zhou L, Wu F, Wu G, Wang J, Chen L. Animal Models of Temporomandibular Joint Osteoarthritis: Classificação e Seleção. Front Physiol. 2022 Apr 28;13:859517.

74. Zhang Z, Gan Y, Guo Y, Lu X e Li X: Modelos animais de aumento ósseo vertical (Revisão). Exp Ther Med 22: 919, 2021

75. Shivakumar k.m,Vidhya S K,Chandu G N.Dental caries vaccine.Indian J Dent Res 2009,20:99-106.

76. Michalek, S.M., Katz, J. & Childers, N.K. A Vaccine against Dental Caries. *BioDrugs* **15**, 501-508 (2001).

77. Madhavi Wig, Adarsh Kumar, Manjunath Bhadravathi Chaluvaiah, Vipul Yadav, Mansi Mendiratta e Amit Aggarwal Vacina contra a cárie dentária: Uma visão geralJornal Internacional de Ciências Odontológicas Aplicadas 2021; 7(2): 461-465

78. Muskan Baheti, khushboo Durge, Pavan Bajaj, Bhairavi kale, unnati ShirBhate, Role of Animal Models in Periodontal Clinical Research and its Present-Day Status: A Narrative Review.2023, Mar 01

79. Pereira S, Veeraraghavan P, Ghosh S, Gandhi M. Animal experimentation and ethics in India: the CPCSEA makes a difference. Altern Lab Anim. 2004 Jun;32 Suppl 1B:411-5.

80. Directrizes da CPCSEA para instalações de animais de laboratório Indian Journal of Pharmacology 2003; 35: 257-274

81. Mapara M, Thomas BS, Bhat KM. Rabbit as an animal model for experimental research. Dent Res J (Isfahan). 2012 Jan;9(1):111-8.

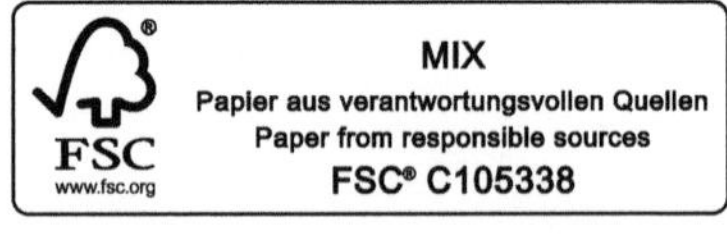


Printed by Books on Demand GmbH, Norderstedt / Germany